PRÉVOYANCE, HYGIÈNE

———

LE

MÉDECIN DE LA BOUCHE

AUX MÈRES DE FAMILLE

PRÉVOYANCE, HYGIÈNE

LE

MÉDECIN DE LA BOUCHE

PAR

Th. PRIVAT

Successeur du Dr BOLLA

MÉDECIN DENTISTE DE LA SOCIÉTÉ DES GENS DE LETTRES

39, rue Lafayette

Pendant la Saison

A L'ETABLISSEMENT THERMAL D'ENGHIEN

Tous les jours de 8 h. à 11 h. du matin

Les Dimanches jusqu'à midi

AVANT-PROPOS

Je désirerais faire pénétrer dans l'esprit des mères de famille la grande nécessité qu'il y a de s'occuper, dès le bas âge, de la bouche de leurs petits enfants et d'y apporter, en même temps que les soins exigés, une surveillance continuelle et sans relâche.

Réussirai-je? je l'espère; mais pour cela il est indispensable que mes chères lectrices me prêtent une attention soutenue et veuillent bien prendre en considération les conseils que j'ai l'honneur de leur soumettre.

Mon but a été de me rendre utile aux mères de famille en composant cet opuscule, à l'aide duquel elles pourront acquérir les connaissances suffisantes pour diriger efficacement les soins que réclame la bouche, surtout celle des enfants.

A la fin de notre ouvrage se trouve la désignation d'un certain nombre de *restaurations buccales*, qui ont été exécutées sous les yeux de différentes célébrités chirurgicales et ont mérité leur attention.

LE MÉDECIN

DE LA BOUCHE

DE LA BOUCHE

La bouche est un des organes les plus importants et dont les fonctions sont les plus nombreuses; en effet, c'est par elle que s'opère la respiration, cette condition si essentielle à la vie ; c'est elle qui est le principal agent dans l'acte important de la digestion, car elle est juge, par le sens du goût, de ce qu'il convient d'ingérer dans l'estomac; elle prépare les aliments pour les approprier à ce mysté-rieux appareil, et, en les saturant d'un liquide vivifiant (la salive), elle en rend l'assimilation plus prompte et plus facile ; enfin, c'est par elle que nous accomplissons un acte sublime, un des plus beaux attributs de l'être intelligent, la parole.

Pour remplir ces diverses conditions, la nature a créé un appareil tellement simple et ingénieux qu'on ne peut se défendre du sentiment d'une profonde admiration lorsqu'on prend la peine de l'analyser.

Quoi de plus gracieux, de plus expressif qu'une jolie bouche ! Par elle, que d'émotions, que de sensations !... Son aspect seul cause le plaisir ou la peine, la joie ou la crainte ; et, lorsqu'on fait vibrer la voix, quelle puissance n'exerce-t-elle pas sur notre esprit, sur notre âme, sur tous nos sens !

Et pourtant quelles sont les parties qui la composent ? Une ouverture dont les bords assez simples sont mobiles ; intérieurement, elle forme une cavité qui loge deux rangées de petits corps durs et ce muscle mobile en tous sens qu'on nomme la langue. Voilà ce qui produit tant de merveilles, et qui semble avoir coûté si peu à la nature dans l'acte de la création. Aussitôt que l'enfant vient au monde, il doit se servir de cet organe, le seul doué d'intelligence à cette époque ; mais, par une fatale compensation, bientôt ce qui lui a causé les premières jouissances, est la source des premières larmes. Que de cris, que d'angoisses avant qu'il ait percé ses premières dents ! et à quels dangers n'est-il pas exposé !

Ce n'est pas trop de la sollicitude d'une tendre mère pour protéger une si faible créature contre tant d'assauts, et combien elle est affligée, combien elle doit trembler, lorsqu'elle est obligée de léguer cette touchante et délicate mission à une étrangère qui devra donner, à prix d'argent, à ce pauvre petit être le sein dont celle-ci devra priver son propre enfant !

Le premier sourire de cette jolie petite bouche ne sera pas pour la mère ; elle ne recevra pas, en récompense de ses soins et de son amour, le premier baiser et le premier mot de son baby, qui donnera d'abord à une autre le nom si doux de mère.

Mais revenons à des considérations qui se rattachent plus directement à l'objet que nous nous sommes proposé dans ce petit ouvrage, c'est-à-dire : le développement de la première et de la deuxième dentition, les soins, en général, à y apporter.

PREMIÈRE DENTITION

Quoique les dents ne sortent des gencives que lorsque l'enfant a atteint l'âge de 7 à 8 mois, elles se développent longtemps auparavant dans le fœtus, vers le troisième ou quatrième mois de la gestation.

La première dentition diffère de la deuxième par le volume et un peu aussi par la forme et le nombre des dents; destinée à vivre seulement quelques. années, elle ne possède pas les conditions de solidité de celle qui doit lui succéder.

En agissant ainsi, la nature prouve sa sollicitude envers un être faible et sensible, qui aurait trop à souffrir pour perdre ses premières dents, si elles étaient solidement attachées; les efforts qu'elles font pour saillir à travers les os des mâchoires, lors de leur apparition, causent assez de douleurs aux petits enfants, et mettent quelquefois leur existence dans un péril assez grand, pour qu'ils soient dispensés de ces vicissitudes, lorsque la deuxième dentition vient remplacer la première.

Pendant les premiers mois de la naissance, les mâchoires sont peu développées ; mais lorsque le travail de la dentition a fait des progrès, et qu'elles prennent plus de développement, les gencives deviennent plus épaisses et plus saillantes; les mâchoires s'élèvent ; l'inférieure forme à sa partie postérieure un angle de moins en moins obtus, enfin la première dent se montre bientôt.

Voici l'ordre ordinaire de la sortie des dents :

Les deux incisives centrales inférieures	
Les deux incisives moyennes supérieures	du 6e au 10e mois.
Les deux incisives latérales inférieures	
Les deux incisives latérales supérieures	du 10e au 16e mois.
Les quatre canines	du 15° au 24e mois.
Les quatre premières petites molaires.	du 20e au 30e mois.
Les quatre dernières grosses molaires	du 28e au 40e mois.

Total : Vingt dents.

Cette marche dans le développement de la dentition n'est pas invariable, et nous ajouterons que la constitution des enfants, ainsi que les maladies qui surviennent à l'époque du développement de la première dentition. peuvent avoir sur elle une grande influence.

ACCIDENTS

QUI ACCOMPAGNENT LE DÉVELOPPEMENT
DE LA PREMIÈRE DENTITION.

La sortie des premières dents s'annonce très souvent par la fièvre ; l'enfant est ordinairement agité, chagrin ; il porte instinctivement ses doigts à la bouche ; son sommeil est moins calme, de moindre durée ; il arrive qu'une des joues se colore d'un rouge ardent, tandis que l'autre reste dans son état ordinaire. De petites éruptions se développent sur la figure et la poitrine. La diarrhée et de fréquents vomissements viennent souvent compliquer cet état.

C'est alors que la tâche de la mère ou de la nourrice devient pénible, car les soins qu'elle doit à son nourrisson ne lui laissent aucun repos. Il serait nuisible et même dangereux quelquefois de priver, à cette époque, l'enfant du sein qui le nourrit ; c'est sa consolation, c'est le remède à tous ses maux.

Le premier accident qui se manifeste à l'époque de la première dentition est une douleur vive dans les mâchoires. Lorsque l'enfant l'éprouve, il devient irritable ; une agitation continuelle le tourmente, même pendant son sommeil, qui dure peu.

Les gencives alors s'épaississent, se tuméfient, mais la sortie des dents fait cesser tous accidents ; s'ils étaient plus graves, la présence du médecin deviendrait indispensable.

Les maladies les plus communément attribuées à la première dentition peuvent se désigner ainsi :

1º Gonflement douloureux des gencives, qui nécessite souvent des incisions circulaires ;

2º Convulsions ;

3º Les croûtes de lait (maladie de peau qu'on désigne en médecine sous le nom d'*achores*) ;

4º Fièvre de dentition ;

5º Aphtes (cette affection est connue sous le nom de *muguet*).

L'intervention du dentiste n'est nullement nécessaire pendant le développement de la première dentition. Ce n'est que lorsque la sortie des dents s'est entièrement effectuée qu'il importe de veiller à ce que ces jeunes organes ne se détériorent pas : à ce moment seulement commence le rôle du dentiste, c'est-à-dire vers l'âge de quatre ans.

Je me réserve de décrire plus loin le développement des dents de la deuxième dentition, ainsi que le traitement à y apporter : je ne veux pas quitter un sujet qui intéresse à un si haut degré toutes les mères de famille, à savoir :

LES SOINS

A DONNER
AUX DENTS DE LA PREMIÈRE DENTITION.

Que de personnes ne tiennent aucun compte des premières dents ! « Ces dents doivent tomber, dit-on : rien à y faire.. »

Quelle erreur ! quelle imprudence !

Sur cette importante question j'attire tout particulièrement l'attention des mères de famille, et je les prie, dans l'intérêt des petits êtres qu'elles chérissent tant, de me permettre quelques observations.

Ne remarquez-vous pas souvent que les dents des enfants se perdent presque aussitôt leur apparition ? N'est-on pas surpris de voir tout à coup une jeune dent se tacher, prendre tour à tour une couleur jaune, grise et noire ? Cette petite dent commence à se creuser d'abord sans douleur, mais bientôt la *carie* fait de rapides progrès. Alors le mal se fait sentir, au début sans gravité ; mais soudain un morceau de la dent se détache et met subitement à découvert le petit filet nerveux que celle-ci tenait enfermé.

Alors qu'arrive-t-il ? Le jeune enfant se trouve aux prises avec une douleur aiguë, épouvantable ; le sang se jette violemment dans les gencives, principalement du côté de la dent malade ; la tête se congestionne, et le pauvre petit être se trouve dans un état de surexcitation nerveuse difficile à décrire : il jette des cris, se roule par terre, éprouve comme des accès convulsifs, auxquels succède bientôt une prostration qui, quelquefois, fait cesser la douleur, mais ne la supprime pas.

O mères de famille, n'est-ce pas là souvent le résultat de votre indifférence ?

Que de mal vous pourriez éviter à cet enfant pour lequel vous donneriez votre vie et que votre négligence abandonne si complaisamment aux douleurs horribles de l'odontalgie (mal de dents) !

C'est à ce moment qu'on devrait reconnaître combien il est imprudent de laisser la bouche des enfants dans cet état douloureux. Mais non, on persiste dans la vieille idée : « Ce sont des dents de lait : elles doivent tomber, » et alors on laisse grandir l'enfant toujours plaignant.

Il arrive à l'âge de 7 ou 8 ans (époque du développement de la deuxième dentition), ayant eu à lutter sans cesse contre la douleur.

Comment voulez-vous que, dans ces conditions de santé, l'enfant puisse avoir une
bonne dentition définitive ?....

Je ne saurais donc trop recommander aux
mères de famille de faire soigner les premières
dents. Aussitôt qu'une dent est menacée de
carie, il faut recourir au dentiste, la faire
obturer sans retard et, si la dent est devenue
sensible', avoir la précaution de la faire panser,
guérir, avant l'obturation. Ainsi on épargnera
aux chers petits de bien grandes souffrances.

DEUXIÈME DENTITION

Lorsque s'opère le développement de la
seconde dentition dans l'intérieur des mâchoires, les dents qui la composent envahis-
sent tout l'espace laissé libre par les premières ;
mais cet espace devient insuffisant, lorsque

les racines sont arrivées à la moitié des dimensions qu'elles doivent acquérir. Elles exercent une pression telle sur les racines de celles de la première dentition, que celle-ci s'atrophient, se rongent et disparaissent en partie ; la portion qui subsiste étant insuffisante, ces dents s'ébranlent, ce qui en facilite d'autant plus la chute et la rend moins pénible.

Les dents de la deuxième dentition sortent dans l'ordre suivant :

Les deux incisives moyennes. ou centrales inférieures.	
Les quatre premières grosses molaires.	de 6 à 8 ans.
Les deux incisives moyennes supérieures.	de 7 à 9 ans.
Les quatre incisives latérales.	de 8 à 10 ans.
Les deux premières petites molaires inférieures.	
Les deux premières petites molaires supérieures.	de 9 à 11 ans.
Les quatre canines.	de 9 à 12 ans.

Les quatre deuxièmes petites molaires. } de 10 à 13 ans.

Les quatre deuxièmes grosses molaires. } de 12 à 15 ans.

Total : Vingt-huit dents.

Les époques que nous indiquons ici se rapportent au plus grand nombre de sujets ; cependant la nature n'opère pas toujours d'une manière aussi régulière, et le développement des dents subit l'influence du tempérament, de la force, de la constitution et de la santé que transmetttent les parents à leurs enfants, ou qui résulte des premiers soins qu'ils ont reçus.

Les maladies qui surviennent souvent par suite de la croissance, contribuent aussi puissamment à retarder la sortie des dents.

Lorsque les enfants ont été affaiblis par des fièvres graves, ces organes subissent des altérations notables, surtout si ces fièvres en ont précédé la sortie.

L'apparition de la deuxième dentition est,

moins souvent que la première, la cause d'affections graves ; elle donne lieu quelquefois à des inflammations locales, que l'on combat aisément. Mais la sollicitude des parents ou des personnes auxquelles on confie les enfants à cet âge, ne doit pas être moins grande, car d'autres soins deviennent nécessaires : ce sont ceux qui sont relatifs à l'arrangement des dents.

La nature ayant de grands efforts à faire pour placer vingt-huit grosses dents, dans un espace qui ne pouvait d'abord en contenir que vingt petites, il en résulte que, si le développement des mâchoires s'opère moins activement que celui des dents [1], celles-ci ne trouvent pas toutes la place qui leur est nécessaire entre les deux lames osseuses destinées à les contenir. Quelques-unes d'entre elles sont repoussées en avant ou en arrière, et la bouche perd sa régularité.

---

[1] A cette époque, l'arcade maxillaire s'agrandit par ses deux extrémités postérieures qui s'allongent ; l'angle de la mâchoire devient presque droit, et il reste ainsi un vide pour loger les grosses molaires.

Que de parents déplorent trop tard d'avoir mis une négligence coupable dans la surveillance de la croissance des dents de leurs enfants ! S'ils avaient eu recours à un dentiste intelligent, qui aurait dirigé et guidé la marche de la nature en cette circonstance, ils se seraient évité bien des regrets.

L'importance des soins du dentiste est à ce moment facile à comprendre, car c'est lui qui juge si la mâchoire pourra ou non contenir toutes les dents nouvelles. Si l'espace suffit, le dentiste redresse, à l'aide de petits appareils, les dents déviées ; dans le cas contraire, il doit se décider à extraire celles qui sont un obstacle à l'arrangement des autres, et qui deviennent ainsi nuisibles quoique saines.

Il est des cas où le dentiste prend à cette occasion une grande responsabilité. Car, si la santé du sujet n'est pas très bonne, si les dents sont de nature à se carier de bonne heure, après l'extraction des dents saines qui gênaient les autres, et que peu de temps après quelques-unes de ces dernières viennent à se détériorer, on pourra lui reprocher d'avoir agi légèrement.

C'est une des mille circonstances qui prouvent que le dentiste ne peut se borner à connaître le mécanisme et la structure des mâchoires, mais qu'il doit encore posséder des connaissances assez approfondies en physiologie et en pathologie.

La forme des dents molaires ne diffère pas essentiellement de celle des dents de la première dentition [1]. La seule chose qu'il soit utile de rappeler, c'est que les racines de la deuxième dentition sont proportionnellement plus développées et plus fortes que celles de la première, et cela, pour les causes que nous avons expliquées.

---

1. Il doit être bien entendu que ceci ne doit pas être pris d'une manière trop absolue, car, pour l'homme de l'art, ces dents présentent des différences essentielles avec celles de la première dentition ; mais ces différences intéressent la science et sont peu importantes pour l'homme du monde, qui doit toujours avoir recours au praticien, lorsque des soins médicaux ou des opérations sont nécessaires.

Quant à ce qui concerne la qualité des dents nous dirons, en terminant, que ces organes diffèrent de nuance selon leur nature, qui dépend de la constitution des sujets ; les plus blanches sont les plus belles, mais elles sont moins solides que celles qui ont une teinte légèrement jaune grise.

Les dents qui sont traversées longitudinalement par des stries ou petites cannelures sont les plus solides. Celles qui sont arrondies, courtes et nacrées sont les plus friables et les moins durables.

Ainsi que nous l'avons dit, c'est de sept à huit ans que commence le développement de la seconde dentition. Les soins à cette époque consistent principalement, comme nous le disons plus haut, à bien diriger l'arrangement des dents et à les entretenir toujours propres. Cette dernière condition est doublement utile, d'abord parce qu'elle évite aux gencives les inflammations qui résultent de la présence du tartre, et ensuite parce que la malpropreté cache souvent les ravages d'une carie commençante, à la naissance de laquelle elle a pu contribuer.

———

HYGIÈNE

DE LA BOUCHE CHEZ LES ADULTES

Les demoiselles de quatorze à quinze ans chez lesquelles se développent un peu de coquetterie, bien naturelle à cet âge, commencent ordinairement à avoir soin de leurs dents; elles attachent un certain prix à la beauté de la bouche, qui est un de leurs principaux ornements. Je ne saurais leur en faire un reproche, je désirerais au contraire que toutes ces petites faiblesses, qu'on critique chez les personnes de classes riches, pussent avoir le même résultat. La coquetterie, lorsqu'elle n'est pas poussée trop loin, a des conséquences avantageuses; elle stimule le soin, la propreté, le courage, et devient ainsi la source de beaucoup d'excellentes habitudes. La bonne éducation doit la maintenir dans de sages limites, et faire d'un défaut un vertu.

Les jeunes gens négligent beaucoup trop, au contraire, les soins de la bouche; ce n'est qu'à l'âge de vingt ans qu'ils s'en préoccupent. Et pourtant il n'est pas une bonne pension qui ne s'attache un dentiste instruit, lequel est chargé de visiter souvent les élèves.

Mais tous les conseils possibles, les meilleures prescriptions restent sans effet, si l'on n'apporte un soin assidu à cette partie de la toilette.

Si une maladie un peu grave survient, il faut, lorsque la convalescence est complète, inspecter la bouche de ces adolescents, afin de savoir si la fièvre n'a pas excité une sécrétion anormale, de laquelle il soit résulté un empâtement des dents. C'est ce qui a lieu ordinairement; dans ce cas, il faut les faire nettoyer.

Les petits soins, et cette petite coquetterie dont nous parlons plus haut, qui doublent les charmes des jeunes personnes, ne doivent pas être négligés lorsqu'elles sont femmes et mères de famille; elles doivent au contraire s'en occuper davantage.

Il en est malheureusement qui, parce qu'elles sont obligées de se livrer à la surveillance de leur intérieur, oublient de soigner leur personne, et perdent ainsi une partie des brillants avantages dont la nature s'était plu à les enrichir.

Quel malheur pour une femme de perdre une ou deux dents, surtout si elles font partie de celles placées antérieurement! si elle a un peu d'embonpoint et qu'elle soit dans la nécessité de se faire extraire une dent molaire, la joue correspondante se déprimera, et la régularité de l'ovale de la face sera détruite.

C'est surtout après trente ans que les femmes doivent surveiller l'état de leur bouche, car à cette époque il s'opère dans leur santé des changements qui influent d'une manière notable sur cet organe, surtout lorsqu'elles ont eu plusieurs enfants, et que leurs couches n'ont pas été heureuses.

Les dents doivent être visitées souvent; dès qu'un commencement de carie est apparent, il faut, sans retard, faire limer la dent; s'il est trop tard, il sera nécessaire d'obturer la dent comme il convient.

Le dentiste devra être également consulté si les dents s'ébranlent, attendu que c'est une maladie très difficile à guérir à l'époque du retour d'âge, et qui demande des soins assidus.

RESTAURATIONS BUCCALES

APPAREILS PROTHÉTIQUES EXÉCUTÉS
DANS LES HOPITAUX, NOTAMMENT A L'HOPITAL
DE LA PITIÉ

BEC-DE-LIÈVRE SIMPLE OU DOUBLE. — GUEULE-DE-LOUP. — RÉSECTIONS PARTIELLES OU TOTALES DES MACHOIRES INFÉRIEURES OU SUPÉRIEURES. — NÉCROSES PHOSPHORÉES. — PERFORATIONS PALATINES SIMPLES OU MULTIPLES. — ACCIDENTS SYPHILITIQUES TERTIAIRES. — DIFFORMITÉS DENTAIRES.

Appareil double, destiné à remplacer tout le corps du maxillaire supérieur enlevé en totalité pour une nécrose phosphorée, developpée sur toute la surface de la mâchoire et de la voûte palatine, jusqu'aux os palatins. (Opération faite par M. le Docteur Pozzi).

Obturateur à cage pour division de la voûte et du voile du palais : résection de l'os incisé et chéiloplastie : plein succès dans l'application de cet appareil.

Obturateur pour le voile du palais pour division syphilitique ; pleine réussite dans son application.

Pièce mi-rigide, mi-souple, appliquée pour une division congénitale du maxillaire supérieur, bord antérieur, trois incisives manquantes, division de la voûte et du voile du palais ; la malade ayant été opérée préalablement du bec-de-lièvre double, par M. le professeur Verneuil, chirurgien de la Pitié.

Appareil mi-rigide, mi-souple, construit pour une division syphilitique du voile du palais. Complet rétablissement de la voix.

Ce malade nous a été confié par M. le professeur Verneuil.

Appareil destiné à combler une perte de substance résultant d'une fracture comminutive du maxillaire supérieur, avec destruction de la portion palatine et de toute l'arcade dentaire du côté gauche, à l'exception de deux molaires du même côté.

Pièce obturatrice destinée à combler une perforation considérable causée par la résection de la moitié du maxillaire supérieur pour l'enlèvement d'un polype naso-pharyngien. (Opération faite par M. le professeur Polaillon, chirurgien de la Pitié).

FIN

PONTOISE

IMPRIMERIE DE AMÉDÉE PARIS

106

PONTOISE

IMPRIMERIE DE AMÉDÉE PARIS

www.ingramcontent.com/pod-product-compliance
Ingram Content Group UK Ltd.
Pitfield, Milton Keynes, MK11 3LW, UK
UKHW021156140726
13695UKWH00005B/2172